RECHERCHES MÉDICO-LÉGALES

SUR LA

DÉGLUTITION COMME SIGNE DE VIE

CHEZ LES ENFANTS QUI N'ONT PAS RESPIRÉ,

Par le Docteur HOUZÉ DE L'AULNOIT,

Professeur titulaire d'Anatomie et de Physiologie à l'Ecole de Médecine de Lille.

De 1855 au commencement de 1859, plusieurs femmes dans l'arrondissement de Lille accouchèrent au-dessus de fosses d'aisance et noyèrent leurs enfants sitôt leur expulsion du sein maternel. Ces enfants, d'après les épreuves docimastiques, n'avaient pas respiré et pourtant pouvait-on conclure qu'ils n'avaient pas vécu et qu'ils n'avaient pas été victimes d'une mort violente et prématurée? Pouvait-on abandonner l'accusation et laisser le crime impuni? Dans les circonstances actuelles, le parquet en s'abstenant, n'aurait pas manqué d'encourager un moyen qui ne tendait que trop déjà à se propager et qui pouvait doublement égarer la justice; 1° en faisant croire que la mère, en se plaçant au-dessus des fosses d'aisance, avait été victime d'une fausse sensation; 2° en mettant le médecin légiste dans l'impossibilité d'appuyer ses recherches sur les données presque toujours infaillibles de la docimasie pulmonaire et par conséquent de déclarer par la respiration que l'enfant avait vécu.

Or, une des circonstances constitutives du crime d'infanticide, c'est que l'enfant soit né vivant. Si l'enfant est né mort, l'accusation tombe complètement ainsi qu'il résulte de plusieurs arrêts de la cour de cassation. (Cassat^{n}. Pluviose, an VII, 22 janvier, 30 juin 1808). Comme preuve de l'incertitude qui doit peser sur l'esprit du médecin légiste dans la constatation de la vie de l'enfant, quand l'épreuve hydrostatique fait défaut, je ne crois pouvoir mieux faire que de transcrire le passage dans lequel M. Devergie résume très clairement l'état de la science sur ce sujet. Il est évident en effet, dit M. Devergie, « qu'on ne peut donner la mort qu'à un individu actuelle-
» ment doué de vie, et faute de fournir cette preuve complète, l'ac-
» quittement doit être prononcé, quelque graves que soient les pré-
» somptions. Aussi est-ce sur ce point que se portent d'ordinaire les
» efforts de l'accusation et de la défense; et c'est la difficulté de cette
» preuve qui explique la quantité considérable d'acquittements et
» d'arrêts de non-lieu. *La respiration est presque le seul signe qui*
» *caractérise la vie, et en l'absence de ce signe il est presque*
» *impossible de prouver que l'enfant ait vécu.* Nul doute cepen-
» dant que, dans certaines circonstances, il ne s'écoule assez de
» temps entre l'accouchement et l'établissement de la respiration
» pour que la mère puisse tuer son enfant; par exemple, s'il naît
» avec un engorgement des voies aériennes ou un engorgement des
» poumons ou dans un état d'anémie causé par une hémorrhagie...
» Sans doute alors il faut chercher dans les désordres matériels ré-
» sultant des violences faites à l'enfant la preuve qu'il a eu vie; mais
» ce n'est qu'avec la plus grande circonspection qu'il faut puiser là
» cette preuve; et il est d'abord bien rare qu'en pareil cas un magis-
» trat poursuive une accusation. (Devergie, dict.^{re} de médecine et de
» chirurgie pratiques, art. Infanticide.) Ainsi, ajoute M. Briand, le
» défaut de respiration empêchera presque toujours les poursuites;
» mais alors on sera arrêté uniquement par une question de preuve,
» par l'impossibilité de constater que l'enfant a eu vie et non parce-
» qu'il est nécessaire que l'enfant ait respiré. »

Nos magistrats étaient si bien pénétrés de cette interprétation de la jurisprudence que, dans les cas d'infanticide avec absence de respiration et de désordres matériels, ils ne crurent pas devoir donner suite à plusieurs accusations, sans nous soumettre leurs doutes. Ainsi en 1858, M. le Procureur Général nous consulta sur les points suivants :

1° Comment l'ingestion d'une substance épaisse dans l'estomac agit elle et amène-t-elle l'asphyxie?

2° L'immersion de la tête dans une portion quelconque de liquide ne s'oppose-t-elle pas au mouvement de déglutition et à la pénétration de la substance dans l'estomac?

Dans cette affaire notre réponse entraîna la conviction des juges d'instruction et la femme passa devant les assises malgré le résultat presque négatif de la docimasie. (Voir plus loin les pièces relatives à cette affaire).

Egalement le 6 février 1859, le parquet de Lille, avant de mettre en accusation la fille Mauroo, inculpée d'avoir fait périr son enfant en accouchant volontairement au-dessus d'une fosse d'aisance, nous soumit la question suivante?

La présence des matières fécales dans l'estomac de l'enfant d'Ursule Mauroo est-elle le résultat d'un acte vital ou d'une simple filtration opérée après la mort, le long de l'œsophage,

Voici quelle fut notre réponse :

Avant de donner notre avis sur une question que la médecine légale n'a pas encore résolue, il faut d'abord chercher en faisant des expériences sur des cadavres et sur des animaux vivants si la transmission dans l'estomac d'une substance épaisse ou même d'un simple liquide coloré s'accomplit aussi bien après la mort que pendant la vie.

Un liquide ne peut filtrer dans l'estomac d'un individu submergé après sa mort. Preuves.

I. Si nous avons recours à la voie expérimentale, nous aurons la certitude qu'après la mort une substance épaisse ne pourra par les simples forces de la pesanteur arriver jusque dans l'estomac, mais qu'elle pénètrera dans la trachée seulement.

Expérience. Dans la bouche d'un cadavre nous versons un liquide coloré en bleu, nous le maintenons pendant trois heures dans une position verticale, puis nous enlevons les parois abominales, nous plaçons des ligatures sur les orifices de l'estomac et nous ouvrons sa cavité ; nous n'y rencontrons que des mucosités grisâtres *et pas la moindre trace du liquide coloré.* Les parois de l'œsophage incisées au niveau de l'extrémité inférieure du cou, se montrent à nous appliquées l'une contre l'autre et avec leur coloration rosée normale. Dans le larynx, dans la trachée, ainsi que dans les bronches la muqueuse est colorée en bleu. Dans cette expérience, le liquide a pénétré dans les voies aériennes, mais n'a pu glisser *ni dans l'estomac ni dans l'œsophage.* A l'appui de l'opinion que nous soutenons, qu'un liquide ne peut arriver après la mort dans l'estomac, même chez un individu submergé pendant 7 ou 8 jours, qu'il me soit permis de rappeler un fait dont nous avons été témoin et qui a été de notre part l'objet d'un rapport médico-légal.

Le 18 septembre 1858, Martin Aurélie, en service à Roubaix, accoucha à l'insu de ses maîtres d'un enfant du sexe masculin. Pour étouffer ses cris, elle le plaça entre deux matelas. Au bout de trois jours, incommodée par l'odeur de la putréfaction, elle l'enleva et alla le jeter dans un puits. L'enfant s'y trouvait depuis quatre jours lorsqu'on le retira. Si par le fait de la macération, un liquide pouvait pénétrer dans l'estomac, à l'autopsie nous aurions découvert de l'eau dans cet organe ; il n'en fut rien, car il était vide ainsi que nous pûmes le constater avec M. le docteur Godfroid, de Roubaix. Si ces deux observations, qui me sont propres, ne peuvent entraîner la conviction, je citerai l'expérience suivante d'Orfila, extraite de son traité de médecine légale T. II edit[on] 1848, page 342.

Un cadavre est placé sur le dos dans une grande baignoire contenant de l'eau noircie par huit litres de charbon animal, il y séjourna dix heures et demie. Après quoi l'on examina la trachée et les bronches. Ces organes contenaient une quantité notable de masse noire boueuse. L'estomac renfermait tout au plus 32 grammes d'un liquide jaune floconneux et visqueux ; *mais pas la moindre trace de matière boueuse noirâtre.*

Ainsi donc un liquide ne peut pénétrer par son propre poids dans l'estomac d'un individu mort.

Dans la mort par submersion déglutition et par suite présence de la substance dans l'estomac. Preuves.

II. Voyons ce qui se passe lorsqu'on plonge un animal vivant dans une solution colorée.

Expérience. Nous plongeons pendant dix minutes un lapin dans de l'eau colorée en bleu et nous maintenons la tête vers le fond du vase jusqu'à ce que mort s'en suive. *Puis nous le retirons et nous examinons son estomac. Le liquide y a pénétré*, car ses aliments d'une coloration rosée sont mélangés de substances bleuâtres. On trouve en outre un liquide semblable à notre solution dans l'œsophage ainsi que dans la trachée et dans les bronches; mais dans ces derniers organes, le liquide est écumeux ayant été battu par l'air des poumons. En examinant quelques-uns de mes rapports sur les autopsies d'individus trouvés noyés, je vois que l'estomac du nommé Hue, retiré de la Deûle, le 5 octobre 1858, renfermait près de 300 grammes d'eau, 100 grammes de vase et une certaine quantité de petites lentilles vertes; que celui d'un homme, de 35 ans, retiré du canal de la Basse-Deûle, le 22 mai 1858, contenait 200 grammes de liquide; que dans l'estomac d'une femme morte par submersion dans le canal de la Deûle, le 17 septembre 1858, existaient 200 grammes d'eau ayant une odeur analogue à celle du bouillon. Je lis, dans un de mes rapports que l'enfant de Pélagie, à Provins, mort étouffé par l'introduction dans la bouche de fumier mélangé de boue, fit des efforts assez considérables pour en remplir complètement son estomac (22 mai 1855). Je ne multiplierai pas ces exemples, car tous les auteurs sont unanimes sur ce point que presque toujours lorsque la respiration ne peut s'accomplir par suite du milieu ambiant, apparaît l'acte de la déglutition et cet acte est assez énergique pour entraîner des substances solides.

Pour nous résumer, nous voyons l'acte de la déglutition coïncider avec la vie et ne jamais apparaître après la mort; en outre, nous constatons qu'il a lieu lors même que la respiration est devenue impossible par défaut d'un milieu convenable. Il nous reste maintenant à préciser comment se révèle la vie, sitôt la naissance d'un enfant, afin de pouvoir conclure avec une certaine raison que l'enfant à vécu.

La vie se révèle par l'apparition d'un acte vital, physiologique, propre seulement à la nouvelle existence; c'est pour ce motif que la docimasie pulmonaire rend de si grands services à la médecine légale en fournissant les preuves de la respiration. Mais ne pourrait-on pas assimiler la déglutition à l'inspiration? La déglutition n'appartient-elle pas également à la vie extra-utérine. La voyons-nous s'accomplir lorsque l'enfant est entouré de ses membranes, et plongé dans le liquide amniotique? Non certes! En conséquence si l'acte de la respiration est un phénomène nouveau, caractérisant la vie, sitôt la sortie de l'enfant du sein de la mère, l'acte de la déglutition, au même titre doit être considéré comme une preuve que l'enfant a vécu puisqu'il apparaît alors même que les mouvements respiratoires ont été incomplets ou nuls.

Un enfant nouveau-né est-il donc précipité dans une fosse d'aisance avant d'avoir respiré; le médecin légiste pourra avec certitude certifier s'il a ou non vécu : Sa réponse devra être toujours affirmative s'il rencontre dans l'estomac une substance anormale quand bien même la docimasie pulmonaire lui indiquerait une absence complète de respiration.

Les tribunaux du reste ont jugé conformément à nos conclusions en condamnant à deux ans de prison la nommée Mauroo de Roncq et une femme de Péronne qui toutes deux, en accouchant sur une fosse d'aisance, s'étaient rendues coupables d'infanticide.

En 1858, devant les assises du Nord, il a été reconnu que l'enfant d'une femme de Watreloos, près Roubaix, mort par suite de l'immersion de la tête dans un vase d'eau crayeuse avait vécu, quoiqu'il eût à peine respiré, et si la mère n'a pas été condamnée, c'est qu'ayant été seule inculpée, il n'a pas été prouvé qu'elle fût l'auteur du crime.

Dans cette affaire la médecine légale avait dignement rempli son mandat; elle avait fait connaître que l'enfant était né vivant, ayant accompli l'acte de déglutition et qu'il était mort asphyxié, malgré les données incertaines de la docimasie pulmonaire. On ne pouvait lui en demander davantage, le reste appartenait à l'instruction.

Comme plus ample renseignement sur ce fait si commun dans nos annales judiciaires, on pourra consulter les diverses pièces officielles que j'ai envoyées au parquet et que je joins à ce travail.

Asphyxie par submersion d'un enfant nouveau-né. — Résultat incomplet fourni par la docimasie pulmonaire. — Constatation de la vie par la déglutition. — Rapport et consultation.

Une femme de Watreloos accouche, le 14 mai 1858, d'un enfant du sexe féminin. A peine sorti du sein maternel, cet enfant fait quelques respirations et tout aussitôt on lui plonge la tête dans un vase contenant de la craie délayée dans de l'eau. L'autopsie révèle les signes d'une respiration incomplète et la présence d'une certaine quantité de petit blanc dans le pharynx, dans l'œsophage ainsi que dans l'estomac. Cette substance, analysée par M. Garreau, présente les propriétés chimiques du carbonate de chaux.

L'enfant avait donc vécu, car il avait non-seulement respiré mais avait même opéré l'acte de la déglutition.

Telles furent mes conclusions.

Pour mettre le lecteur à même d'apprécier les faits, je vais donner connaissance de mon rapport sur l'examen cadavérique.

Rapport médico-légal sur l'examen et l'autopsie d'un enfant nouveau-né, à Watreloos. — Nous soussigné, docteur en médecine, professeur à l'École de médecine de Lille, demeurant rue des Trois-Mollettes, 2 *ter*, sur la réquisition de M. le Procureur impérial, en date du 14 mai 1858, et après avoir prêté devant ce magistrat le serment de faire notre examen et notre rapport en notre honneur et conscience, nous sommes transporté, aujourd'hui 15 mai, à Watreloos, à l'effet de faire l'autopsie d'un enfant nouveau-né, de déterminer son âge et les causes de sa mort.

I. Arrivé audit lieu, M. le Commissaire central de Roubaix nous introduit dans une pièce au rez-de-chaussée et nous met en présence du cadavre d'un nouveau-né, du sexe féminin, en parfait état de conservation.

II. Voici les mesures de l'enfant :

Longueur de l'enfant	43 cent.
Longueur de la tête à l'ombilic. .	23 cent.
Longueur de l'ombilic aux pieds .	20 cent.

Les diamètres de la tête sont les suivants :

Occipito-frontal.	9 c. 1/2
Bipariétal	8 cent.
Occipito-mentonnier.	12 c. 1/2

La poitrine a une circonférence de 25 centimètres et l'abdomen de 30 centimètres.

III. Le cordon ombilical, adhérent à l'ombilic, n'offre pas de ligature et a une longueur, dans sa portion abdominale, de 24 centimètres, son extrémité libre présente trois lambeaux irréguliers. Il en est de même de celle de la portion placentaire qui a une longueur de 18 centimètres. Le cordon est frais, d'une consistance gélatineuse et n'offre pas d'auréole rougeâtre à son insertion cutanée,

IV. La peau de l'enfant, d'un blanc rosé, est recouverte au niveau de la poitrine, du ventre, du dos, des parties sexuelles et des cuisses, d'un enduit blanchâtre de nature caséeuse.

V. Le cercle pupillaire est apparent et dilaté. Sa membrane a disparu.

VI. Les fosses nasales renferment une *substance blanchâtre.*

VII. La langue a son aspect normal. Les lèvres et le nez ne paraissent pas déformés.

VIII. De l'anus s'écoule une matière verdâtre (méconium).

IX. Les pieds, les mains, la face et la tête semblent avoir été lavés, car ils ne possèdent pas la matière caséeuse qu'on y rencontre habituellement après la naissance.

Autopsie. — Après ces préliminaires, nous procédons à l'autopsie.

X. La section des joues, des commissures labiales aux lobules des oreilles, nous permet de plonger la vue dans la cavité du pharynx. Nous y constatons la présence d'un *liquide blanchâtre, épais, crémeux, qui se continue dans l'œsophage, dans le larynx et dans la trachée et qui remonte dans les fosses nasales. Nous en recueillons 15 grammes environ avec le dos de notre scalpel. Cette substance, déposée sur du papier, a un aspect granuleux ; pressée entre les doigts, elle s'écrase facilement en faisant éprouver à la pulpe digitale une sensation rugueuse analogue à celle de la craie. En-dessous du larynx, cette substance blanchâtre est solidifiée et ressemble à du mastic.*

XI. Nous enlevons toute cette partie supérieure du tube digestif et de l'arbre aérien (cavité buccale, langue, pharynx, larynx, œsophage), nous l'enfermons dans un vase et nous y joignons les fosses nasales, le papier sur lequel nous avons déposé une partie de la substance contenu dans le pharynx et l'estomac oblitéré à ses orifices par deux ligatures, afin de soumettre ces organes à l'expertise chimique, et de déterminer s'ils sont recouverts d'une matière laiteuse ou plutôt de petit blanc délayé dans de l'eau, ce qui nous paraît plus probable, malgré l'assertion de la mère qui prétend avoir lavé son enfant avec du lait battu.

XII. Continuant notre expertise, nous examinons les organes contenus dans la cavité thoracique. Les poumons, d'une coloration blanc rosé, parsemé de marbrures, recouvrent les parties latérales du péricarde. Après les avoir enlevés avec le cœur, le thymus et avoir posé des ligatures sur les gros vaisseaux, nous plongeons tous ces organes dans un seau d'eau à un température de 15° environ ; ils surnagent incomplètement. Les poumons, séparés du cœur et du thymus, et plongés de nouveau dans le liquide, offrent le même résultat. Examinant leur structure, nous remarquons les vaisseaux pulmonaires gorgés de sang ; les incisant, nous percevons une crépitation très manifeste et nous voyons s'écouler de quelques lobes un liquide spumeux et sanguinolent. Certains lobules sont distendus par l'air, d'autres, au contraire, sont aplatis et ont une coloration analogue à celle du foie.

Voulant nous convaincre que la surnatation incomplète des poumons n'est pas due à l'emphysème putride, nous les comprimons énergiquement sous l'eau et les abandonnons à eux-mêmes, mais ils remontent, en partie, à la surface, sauf deux morceaux du poumon gauche qui gagnent le fond du vase.

XIII. Le trou de Botal, le canal artériel, les artères ombilicales, le canal veineux et la veine ombilicale ne sont pas oblitérés.

XIV. Le cœur, ainsi que les gros vaisseaux afférents ou efférents de cet organe renferment du sang noir et liquide.

XV. Le gros intestin contient une matière verdâtre (méconium.)

XVI. Le sommet de la tête est le siége d'une bosse sanguine. Le cerveau ne nous offre qu'une légère congestion des veines cérébrales et une notable diminution dans sa consistance.

XVII. Les régions fessières ont un aspect noirâtre. La section de la peau et des muscles présente une infiltration sanguine et très-étendue.

XVIII. Nous observons une légère érosion au niveau de la tempe droite. Le derme est à nu et à un aspect rougeâtre.

XIX. Désirant nous éclairer sur la nature et l'origine de la matière blanchâtre contenue dans les fosses nasales, ainsi que dans la partie supérieure du tube digestif, nous nous rendons dans la chambre où est accouchée la mère de l'enfant.

Nous y découvrons : 1° Dans le lit, une grosse toile grise, recouverte d'une matière blanchâtre de nature crayeuse ; 2° dans la chambre voisine, un vase en terre contenant une notable quantité de craie délayée dans l'eau ; 3° un morceau de tablier qui entourait le délivre, et qui avait servi, suivant l'assertion de la mère, à laver la tête et la figure de son enfant, avec du lait battu ; 4° un tablier offrant des tâches blanchâtres ; 5° un morceau de craie. Nous remettons le tout à M. le commissaire, pour servir, s'il y a lieu, à l'expertise chimique.

XX. De retour à Lille, aidé de M. Garreau, professeur de toxicologie à l'école de médecine, nous ouvrons l'estomac et reconnaissons dans son intérieur *des flocons blanchâtres*, mélangés à une quinzaine de grammes de mucosités transparentes et visqueuses. Cette substance blanchâtre à l'état floconneux est semblable à celle contenue dans le pharynx.

L'analyse chimique révèle la présence de carbonate de chaux.

De ce qui précède, nous concluons :

1° Que l'enfant a vécu, car il a non seulement respiré, *mais a même opéré l'acte de la déglutition*. (12) (20) (10).

2° Qu'il est né viable. (2)

3° Qu'il n'est pas né à terme, mais au huitième mois de la grossesse, d'après ses dimensions et l'état de ses organes. (2).

4° Que la mort est due à une asphyxie déterminée, soit par l'ingestion d'une substance blanchâtre épaisse dans la gorge, soit par l'immersion de la tête dans le vase contenant cette substance (10).

5° Que la mort a été provoquée très-peu de temps après la naissance, la respiration ayant été incomplète (12).

6° Que le cordon a été déchiré et non sectionné. (3).

7° Qu'on a lavé la tête, les pieds et les mains, mais non les autres parties du corps, attendu que ces dernières étaient recouvertes d'une matière caséeuse. (8)

8° Que, d'après la présence d'une bosse sanguine en-dessous des téguments du crâne, l'accouchement a été long et assez laborieux. (16).

9° Que la naissance de l'enfant peut remonter à trois ou quatre jours. (1).

10° Que, par suite du laps de temps écoulé entre la mort et notre examen, nous ne pouvons certifier que la coloration noirâtre de la peau et des muscles des régions fessières soit due à une contusion déterminée pendant la vie ou immédiatement après la mort : que nous conservons le même doute sur l'origine de l'érosion observée au niveau de la tempe droite. (17) (18).

11° Qu'il y aurait lieu de soumettre à l'expertise chimique la matière blanchâtre contenue dans la gorge et dans l'estomac, ainsi que les différentes pièces saisies par M. le commissaire central et blanchies par une substance analogue, à l'effet de reconnaître si ces deux substances proviennent de la même source et ont la même composition.

Le rôle que je faisais jouer à l'acte de la déglutition, pour conclure que l'enfant avait vécu, souleva des doutes dans l'esprit de nos magistrats, on me pria en conséquence de répondre à la question suivante :

L'immersion de la tête dans une portion quelconque de liquide ne s'oppose-t-elle pas au mouvement de déglutition ou à la pénétration de la substance dans l'estomac ?

Réponse : chaque fois que la mort a eu lieu par submersion on a retrouvé dans l'estomac une petite partie de liquide. Tous les médecins légistes sont d'accord sur ce phénomène. Ainsi nous lisons dans l'ouvrage de médecine légale de Messieurs Briand et Chaudet p. 424, « Dans l'asphyxie par submersion, l'estomac contient une certaine » quantité d'eau quelquefois plus d'un litre. » — Voir plus haut nos expériences sur des animaux vivants.

Dans l'observation qui nous occupe, pas le moindre doute que le liquide trouvé dans l'estomac est anormal. On ne peut le confondre, d'après ses propriétés physiques et chimiques, avec les mucosités visqueuses, incolores qui restent dans la cavité stomacale du nouveau-né. Il était épais, blanchâtre, sa consistance rappelait la craie délayée dans de l'eau. L'examen chimique a prouvé à M. Garreau que c'était du carbonate de chaux, quelques gouttes d'acide chlorhydrique y ayant déterminé une effervescense et un dégagement d'acide carbonique.

Nous pourrions invoquer l'opinion d'Orfila, observation relative à un enfant plongé vivant dans une fosse d'aisance. A l'autopsie on constate des matières fécales dans l'estomac (page 328, tome II de sa médecine légale); de Bérard qui s'exprime ainsi « *il est facile de s'assurer que la tête plongée sous l'eau on exécute à merveille les mouvements de déglutition*. Nous pourrions enfin citer plusieurs observations que nous avons recueillies depuis six ans que nous sommes attaché au Parquet de Lille, comme médecin légiste, mais le fait est tellement évident qu'il n'y a pas lieu, nous le pensons, de nous arrêter plus longtemps sur ce point.

D'après ce que nous avons dit, d'après l'opinion des auteurs, il est bien prouvé, 1° Qu'une matière épaisse dans la gorge d'un enfant vivant est d'abord avalée, puis s'engage dans le larynx, d'où obstacle à l'entrée de l'air dans les poumons et par conséquent *asphyxie*, dans ce cas la déglutition est un phénomène primitif, l'étouffement un acte secondaire ; 2° Qu'un enfant dont la tête est plongée dans une liquide quelconque, peut également d'abord avaler, puis secondairement être asphyxié par cette matière. Dans les deux cas, donc, soit *mort par suffocation, soit mort par submersion*, même mode d'action; l'enfant instinctivement opère l'acte de la déglutition pour se débarrasser des matières contenues dans le pharynx, puis par besoin respire et précipite dans les voies aériennes avec l'air une partie de cette substance.

C'est pour cette cause que non-seulement nous avons rencontré de la craie dans l'estomac, mais également dans le larynx. Si ces conditions qui d'abord précèdent puis déterminent la mort existent dans les deux cas mentionnés (mort par suffocation, mort par submersion) l'on comprendra que nous ne pouvions en éliminer une au dépens de l'autre et qu'il était de notre devoir de les mentionner toutes deux comme possibles, afin de mettre ainsi l'instruction à même d'adopter l'une ou l'autre, suivant les faits révelés postérieurement à notre examen; qu'en un mot nous ne pouvions conclure qu'à l'asphyxie sans en spécifier la nature.

Ainsi donc, pour nous résumer, la présence d'une substance étrangère solide ou liquide dans le tube digestif d'un nouveau-né, peut convaincre que son introduction a été la conséquence de la déglutition, et comme la déglutition est un phénomène vital, que la scène de désordre a eu lieu pendant la vie.

Ce travail contribuera à mettre en lumière les ressources que peut fournir l'acte de la déglutition au médecin légiste, et lui permettra de déclarer qu'un enfant, soumis à son examen dans de semblables circonstances, a vécu, malgré les preuves incomplètes de respiration révelées par la docimasie pulmonaire.

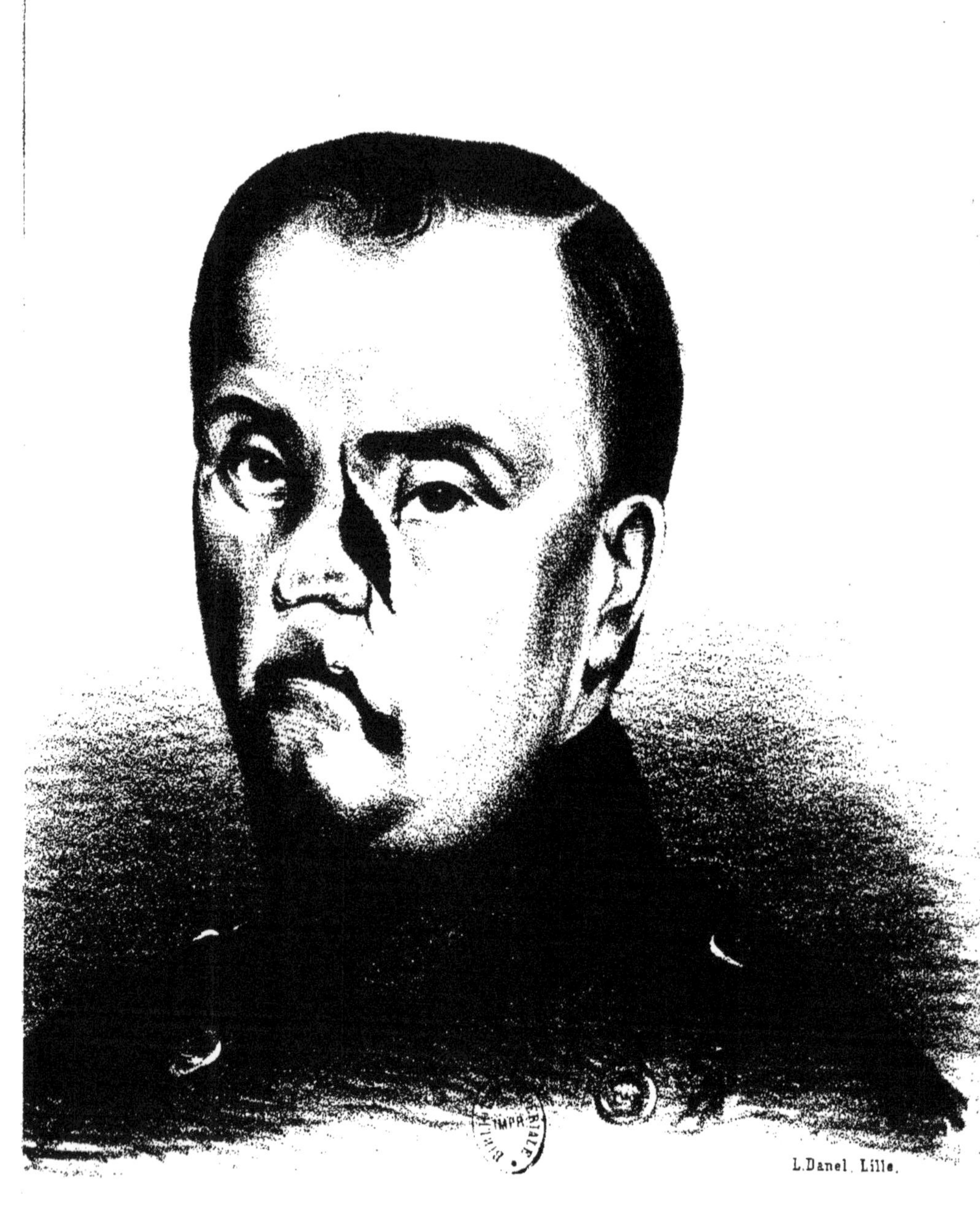
L.Danel. Lille.

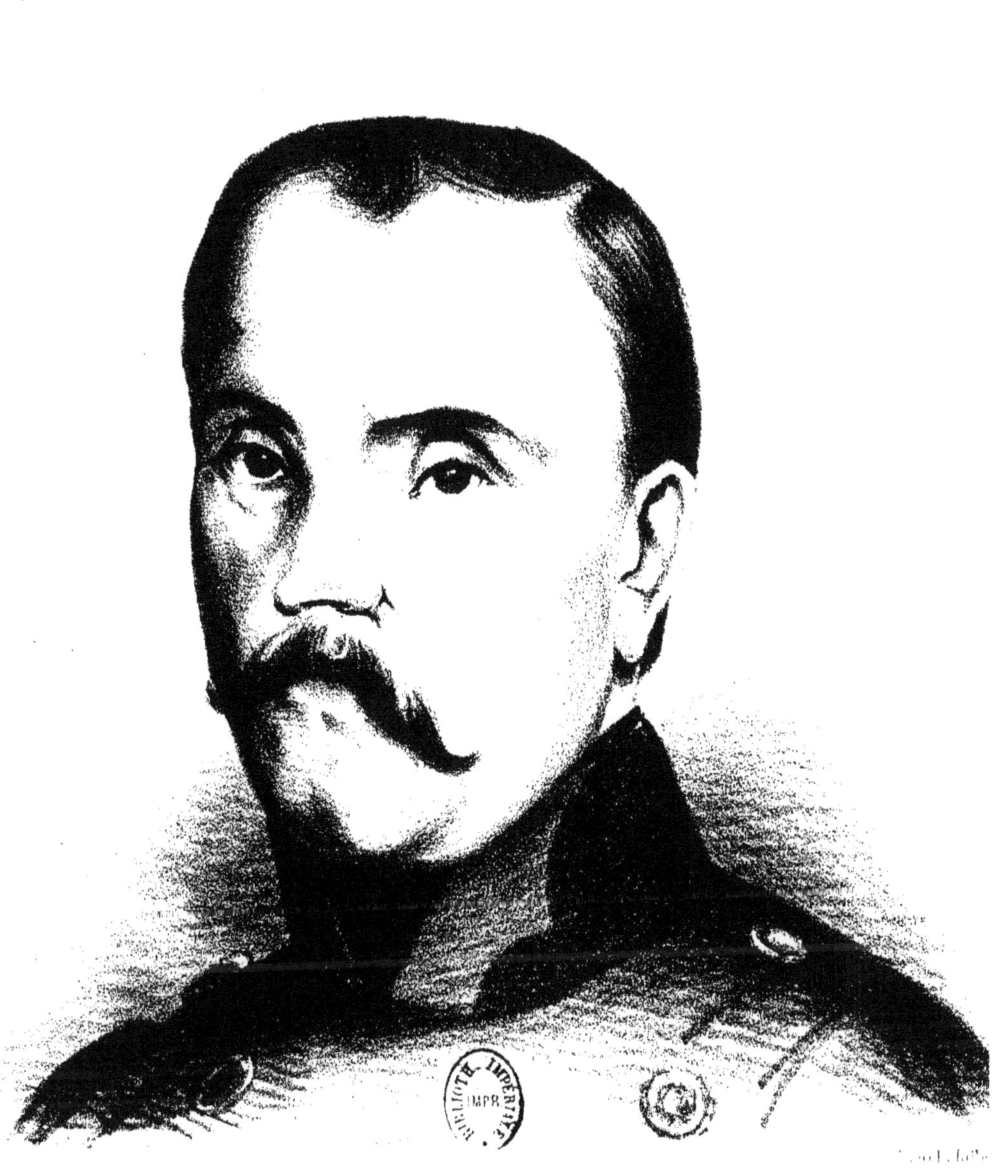

CHIRURGIE.

MUTILATION CONSIDÉRABLE DE LA FACE,

SUITE D'UN COUP DE FEU.

AUTOPLASTIE. — GUÉRISON.

Par le docteur HOUZÉ DE L'AULNOIT,

Professeur à l'École de Médecine et Médecin traitant requis à l'Hôpital-Militaire de Lille.

Le 11 octobre 1858, Perrot, sous-officier au 86e régiment de ligne, croyant avoir à se plaindre de ses chefs au sujet de son avancement, se tira, au camp de Châlons, un coup de fusil sous le menton en maintenant son arme dans une direction verticale. Il s'en suivit une destruction d'une partie des deux maxillaires supérieurs, de la partie moyenne du maxillaire inférieur ainsi que de tout le côté gauche du nez. Il y eut perte de substance des parties molles correspondantes ainsi que de l'extrémité inférieure du front, lieu de sortie de la balle. Transporté à l'hôpital du camp, M. Lacronique lui donna les premiers soins; ce chirurgien nous apprend qu'au moment où il le reçut, sa figure était horriblement mutilée, que les lèvres et le nez n'avaient aucune forme et que les chairs offraient de nombreuses solutions de continuité. Il réunit à l'aide de points de suture la peau et les tissus sousjacents et rétablit autant qu'il lui fut possible les rapports normaux des différentes parties de la face. Quoique les ravages occasionnés par la balle et l'explosion de la poudre fussent très étendus, Perrot n'en mourut pas.

On l'envoya à l'hôpital militaire de Lille, le 7 juin 1859, pour le faire réformer. A cette époque, malgré tout le succès obtenu par M. Lacronique, la difformité n'en était pas moins affreuse, car on remarquait une perte de substance de la paroi gauche du nez avec perforation considérable qui permettait à l'œil de plonger dans les fosses nasales et de distinguer les cornets et les méats. Le nez, privé de sa cloison médiane et de ses cartilages du côté gauche se trouvant sans appui, s'était affaissé sur lui-même, et des deux orifices des fosses nasales, il n'existait plus réellement que le droit, dont la direction d'antéro-postérieure était devenue transversale, le gauche représentant un pertuis à peine visible.

Pour mieux faire comprendre l'état de la figure de ce militaire, lors de son entrée dans nos salles, nous examinerons d'abord les parties molles, puis les parties dures.

Examen des parties molles. — Nous constatons : 1° La destruction complète de la paroi gauche des fosses nasales depuis la racine du nez jusqu'au lobule, laissant à nu les cornets, les méats et une grande étendue de la muqueuse pituitaire ; — 2° La disparition de toute la cloison médiane ; — 3° La présence de tissus cicatriciels très-minces au niveau du tiers inférieur de la région frontale, de la partie interne de la région oculaire, des bords de la perforation nasale et de la partie moyenne des deux lèvres. La déformation des traits consiste en l'aplatissement du nez dont la paroi droite s'est renversée sur la ligne médiane, en l'abaissement de l'angle interne de l'œil gauche, de la commissure labiale du même côté qui descend deux centimètres en dessous de celle du côté opposé et de la joue qui fait une saillie arrondie à la partie supérieure de la région sus-hyoïdienne. Les deux lèvres, par suite de la perte des rebords alvéolaires, sont renversées en arrière ainsi qu'on les observe chez les vieillards. En ouvrant la cavité buccale, nous rencontrons une perte de substance de la pointe de la langue et une adhérence de toute sa face inférieure au plancher de la bouche, due à la rétractibilité des nombreuses cicatrices qui entourent toute la partie antérieure et inférieure de cet organe. Nous remarquons en outre, en avant, une perforation de la voûte palatine qui permet à l'index de se porter de la bouche dans les fosses nasales.

Examen des parties dures. — Les parties dures nous offrent des ravages qui ne sont pas moins considérables que ceux des parties molles.

A la machoire supérieure, nous observons :

1° La perte de huit dents (les deux canines, les quatre incisives, et les deux petites molaires gauches); — 2° La perte de toute la portion alvéolaire correspondante jusqu'au niveau du tiers moyen de la voûte palatine.

La mâchoire inférieure est privée de sa partie médiane ainsi que de ses incisives et de ses canines.

Du côté gauche, il y a destruction plus ou moins complète de l'os nasal, de l'unguis et du bord inférieur du frontal.

Il résulte de ces nombreux désordres une impossibilité presque absolue de la prononciation, de la déglutition et de la mastication; l'écoulement de la salive au dehors et le passage des mucosités des fosses nasales dans la bouche. L'oblitération du conduit lacrymal gauche force les larmes de tomber sur la joue; ce liquide, en humectant d'une manière constante le globe de l'œil, le recouvre d'un voile qui gêne la vision de ce côté.

Le 11 juillet 1859, M. Murville, chirurgien en chef de l'Hôpital-Militaire, pour rendre à la langue une partie de ses mouvements, incisa les brides cicatricielles qui faisaient adhérer la pointe de cet organe au plancher buccal, et la rendit libre dans son tiers inférieur, en poussant la dissection jusqu'au niveau des artères linguales.

Cette opération eut un excellent résultat ; car tout aussitôt disparut la gêne de la prononciation et de la déglutition. Le premier succès nous encouragea à atténuer la difformité de la face, et le 7 août, après en avoir conféré avec Messieurs Murville et Chrestien, il fut résolu qu'on pratiquerait l'autoplastie pour remplacer la perte de substance de la paroi latérale gauche du nez. Nous discutâmes les différents procédés qui pourraient nous conduire au but désiré. Le premier qui se présenta naturellement à notre esprit consistait à prendre un lambeau à la région frontale, à l'abaisser en le tordant sur sa base après avoir avivé les bords de la solution de continuité. Malheureusement une contre indication nous força d'abandonner ce premier procédé simple, rationnel et adopté par plusieurs chirurgiens dans des cas de rhinoplastie. Chez Perrot, il était d'une application impossible, car les tissus cicatriciels de la région inférieure du front ne pouvaient nous faire espérer une vitalité suffisante pour maintenir la circulation cutanée. Aussi crûmes nous convenable de le rejeter pour adopter le suivant :

1°. Aviver les bords de l'orifice fistuleux. — 2° Rendre à la lèvre supérieure toute sa mobilité en détruisant les tissus cicatriciels qui l'unissaient au maxillaire supérieur gauche et en incisant même le repli muqueux bucco-alvéolaire. — 3° Emprunter un lambeau à la joue et le transporter sur notre perforation soit par torsion, soit par glissement.

Un lambeau par torsion aurait nécessité la dénudation cutanée d'une partie de la région et par suite une cicatrice assez difforme. La méthode par glissement évitait non-seulement cet inconvénient mais nous offrait un grand avantage au point de vue des formes extérieures. En effet en s'adressant à la région bucco-nasale nous y trouvions un tissu très-vasculaire à l'abri de toute gangrène et en le portant en haut et en dedans, nous relevions la joue qui était flasque et pendante ainsi que la commissure labiale gauche abaissée de près de deux centimètres au-dessous de celle du côté sain. Devant ce triple avantage, disparition de la flaccidité et de l'abaissement de la joue, élévation de la commissure, grande vascularité des divers tissus du lambeau, il ne nous était pas possible d'hésiter; aussi ce procédé fut-il celui que nous adoptâmes.

Opération. — M. Murville, ayant la bonté de m'abandonner le bistouri, malgré l'heureux résultat qu'il avait obtenu quelques jours auparavant en rendant à la langue sa liberté normale, je procède à l'opération, le 6 août, en couchant le malade horizontalement sur un lit, la tête légèrement élevée et regardant à droite. Pour lui permettre de cracher le sang qui devait s'écouler dans les voies aériennes, je ne crois pas convenable de le soumettre à l'influence du chloroforme.

Les bords de l'orifice fistuleux, circonscrivant de la racine du nez au sillon naso-buccal un espace losangique d'une longueur de 0, m 04 centimètres et d'une largeur de 15 millimètres, sont alors avivés de bas en haut; la lèvre supérieure est détachée à sa partie interne depuis la base du nez jusqu'à la fosse canine. A l'aide de deux incisions, nous taillons un lambeau de forme triangulaire, ayant son sommet dirigé en haut et en dedans au niveau de l'aile du nez et de l'extrémité inférieure de la fistule, et sa base longue de 2 centimètres en bas et en dehors. Un écartement de 18 millimètres sépare la partie interne de cette base de la commissure labiale gauche. Après avoir disséqué la face profonde du lambeau et l'avoir rendue libre dans une étendue de 0, 03 centimètres, nous appliquons son sommet à la partie supérieure de la fistule et nous unissons les tissus ensemble à l'aide de 17 épingles et de la suture entortillée.

Pour empêcher tout tiraillement par en bas, la joue gauche est maintenue en haut et en dedans par quelques tours de bande. Le 9 août, on retire les épingles et le 11 août les fils; la circulation est complète en haut et en dehors, mais du côté du nez l'on observe une légère suppuration. Le 20 août, la réunion est définitive. Aujourd'hui, 25 janvier, on remarque, outre la disparition de l'orifice fistuleux, une parfaite régularité dans les deux côtés du visage par suite de l'élévation de la joue et de la commissure gauche, ainsi que du reste on peut s'en convaincre par les portraits ci-joints qui représentent le nommé Perrot avant et après son opération.

Des pièces artistement exécutées par M. Baralle sous la direction de M. Lacronique ont remédié à la perte des dents et des alvéoles et ont eu pour résultat de couvrir la perforation naso-buccale, de soutenir les lèvres et de les repousser en avant, d'augmenter encore d'une manière très-notable la régularité de la face, de faciliter la prononciation, de retenir la salive et enfin d'aider l'acte de la mastication.

(Extrait des Mémoires de la Société Impériale des Sciences, de l'Agriculture et des Arts, de Lille.)

Lille-Imp. L. Danel.

www.ingramcontent.com/pod-product-compliance
Ingram Content Group UK Ltd.
Pitfield, Milton Keynes, MK11 3LW, UK
UKHW020541180726
13839UKWH00006B/2657

9 782329 470528